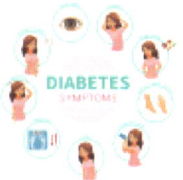

1

Comment gérer le diabète de type 2

Le diabète, une maladie redoutable, peut avoir des conséquences effrayantes sur la santé : cécité, maladie cardiaque, amputation des membres et complications dermatologiques.

Le diabète représente un véritable défi, mais s'il est détecté tôt, il est possible de limiter les dégâts et de prendre en charge la maladie de manière efficace.

Voici huit signes du diabète pendant la nuit. Si tu observes un ou plusieurs de ces signes nocturnes, il se peut que tu sois en train de développer le diabète.

Mais pas de panique, plus la maladie est détectée tôt, mieux elle peut être maîtrisée.

Je t'invite donc à rester avec nous jusqu'à la fin pour identifier tous ces signes.

Je te donnerai aussi quelques conseils pour éviter cette maladie redoutable.

On commence.

Signe numéro 1 : les sueurs nocturnes

Bien que souvent associées aux cauchemars ou à une température ambiante élevée, les sueurs nocturnes peuvent également signaler subtilement un problème de diabète.

Dès ses débuts, le diabète peut entraîner une élévation du taux de sucre dans le sang pendant la nuit, déclenchant ainsi des sueurs nocturnes.

En effet, le diabète interfère avec le système nerveux autonome chargé de réguler la température corporelle, pouvant ainsi provoquer des épisodes de sueurs excessives pendant le sommeil.

D'après une étude publiée dans le Journal of Diabetes Research, les sueurs nocturnes peuvent être un indicateur précoce de déséquilibre glycémique chez les personnes atteintes de diabète de type 2.

Ironiquement, des sueurs nocturnes peuvent également être déclenchées par une baisse du taux de sucre sanguin pendant la nuit, pouvant survenir en cas d'excès d'insuline ou de repas manqués.

Si les sueurs nocturnes deviennent fréquentes et persistantes, il est crucial de ne pas les négliger.

Prends rapidement rendez-vous avec un professionnel de la santé pour un examen approfondi. La détection précoce du diabète est essentielle pour prévenir les complications à long terme. Alors surveille ta santé, surtout si tu remarques ce signe, en plus des autres que nous aborderons dans la suite.

Signe numéro 2 : le pipi fréquent la nuit, encore appelé polyurie nocturne

Le besoin fréquent d'uriner la nuit peut sembler anodin, mais il peut en réalité être un signe subtil du diabète.

Voici pourquoi : pendant la nuit, alors que tu dors paisiblement, ton corps continue de travailler en coulisses.

En cas de diabète, le taux de sucre dans ton sang peut augmenter considérablement pendant ces heures silencieuses.

Cette hausse du glucose peut inciter tes reins à produire plus d'urine pour tenter de l'éliminer, te laissant ainsi courir aux toilettes plus souvent que d'habitude.

Une étude publiée dans le Journal of Diabetes Investigation (https://onlinelibrary.wiley.com/journal/20401124)

A montré que la polyurie nocturne, c'est-à-dire les pipis nocturnes fréquents, est associée à une glycémie élevée.

Alors, si tu observes ce signe de façon persistante, prends-le très au sérieux.

Il pourrait indiquer une situation de prédiabète, une condition encore réversible si des mesures préventives rapides sont prises.

Passons maintenant au troisième signe : le syndrome des jambes sans repos.

Signe numéro 3 : le syndrome des jambes sans repos

C'est une situation étrange qui se manifeste comme si tes jambes avaient décidé de danser en secret pendant que tu tentes de dormir.

Elles bougent, s'étirent et te laissent à bout de nerfs. Imagine-toi allongé, prêt à t'endormir, mais tes jambes, elles, ont d'autres plans.

Elles dansent, gigotent, et te font sentir comme si tu avais des fourmis dans les mollets. Pourquoi se comportent-elles ainsi ?

Lorsque ton taux de sucre dans le sang est perturbé, cela peut affecter les nerfs de tes jambes, et ces nerfs capricieux décident de se manifester la nuit.

Ils te font bouger les pieds, te secouent, et parfois même te réveillent en sursaut.

Alors, si tes jambes semblent vouloir danser pendant que tu essaies de dormir, ne les ignore pas.

C'est peut-être leur façon de te dire qu'il se passe quelque chose.

Si tu remarques ce signe de façon persistante, n'hésite pas à consulter un professionnel de la santé.

As-tu déjà eu des nuits agitées à cause de tes jambes ?

Partage ton expérience en commentaire. Poursuivons notre exploration nocturne.

Signe numéro 4 : les fringales nocturnes

Imagine-toi en pleine nuit, lorsque le monde dort paisiblement.

Soudain, une envie irrésistible te prend.

Tu te lèves, tes pieds glissent sur le sol froid, et tu te diriges vers la cuisine.

Là, dans l'obscurité, tu cherches quelque chose de sucré, de réconfortant.

Peut-être une part de gâteau oubliée, ou quelques biscuits qui t'appellent depuis le placard. Mais ces fringales nocturnes peuvent être bien plus que de simples caprices.

Elles sont comme des feux clignotants dans la nuit, te disant :

"Attention, quelque chose se passe dans ton corps."

Souviens-toi, ton corps est un détective silencieux.

Il sait quand quelque chose ne va pas, et ces envies de sucrerie pourraient bien être liées à ton taux de sucre dans le sang.

Le diabète peut perturber ton équilibre glycémique, et même en dormant, ton cerveau essaie de compenser en te poussant à chercher du réconfort dans le sucre.

Mais attention, ce n'est pas juste une petite gourmandise.

C'est peut-être un signal à prendre très au sérieux.

Si tu te retrouves souvent en train de fouiller le frigo à minuit, écoute ton corps et consulte rapidement un professionnel de la santé.

Passons au signe suivant : l'apnée du sommeil.

Signe numéro 5 : l'apnée du sommeil

L'apnée du sommeil est bien plus qu'un simple ronflement.

Elle peut être étroitement liée à ta santé métabolique.

Étonnant, n'est-ce pas ?

L'apnée du sommeil, c'est comme si ton corps décidait de faire une pause respiratoire involontaire pendant que tu dors.

Tes voies respiratoires se bloquent, et ton souffle se suspend, un peu comme si ton cerveau jouait à cache-cache avec l'oxygène.

Pas vraiment plaisant, je l'avoue. Mais pourquoi est-ce si important pour le diabète ?

L'apnée du sommeil peut perturber ton équilibre métabolique.

Elle peut influencer ta sensibilité à l'insuline et augmenter ton niveau de sucre dans le sang. En d'autres termes, elle peut agir en coulisses, affectant ta santé sans que tu t'en rendes compte.

Si tu te réveilles souvent en sursaut, le souffle court, ou si ton partenaire de lit te dit que tu fais des pauses respiratoires pendant la nuit, ne le prends pas à la légère.

D'après certaines recherches scientifiques, les personnes atteintes du diabète de type 2 sont plus enclines à souffrir d'apnée du sommeil, leur principal point commun étant l'obésité.

Alors, consulte rapidement un professionnel de la santé si cela persiste.

Signe numéro 6 : une soif nocturne insatiable

T'arrive-t-il d'avoir la bouche sèche et une soif constante pendant la nuit ?

Cela pourrait être bien plus qu'une simple sensation.

Mais quel est le lien avec le diabète, te demandes-tu peut-être ?

La soif, c'est comme un signal d'alarme subtil émis par ton corps. Il te dit :

"Eh, il est temps de te réhydrater."

Mais quand cette soif devient insatiable, quand tu as l'impression que ton gosier devient semblable à un désert aride, cela pourrait être un signe que quelque chose ne va pas.

Le diabète peut perturber ton équilibre hydrique.

Lorsque ton taux de sucre dans le sang est élevé, tes reins travaillent dur pour éliminer l'excès de sucre, et pour ce faire, ils ont besoin d'eau, beaucoup d'eau.

Alors, ton cerveau reçoit le message :

« Bois, bois, bois, d'où cette soif intense.

Si tu te retrouves souvent à chercher désespérément une bouteille d'eau la nuit, écoute ton corps et consulte un professionnel de la santé.

Signe numéro 7 : des cauchemars récurrents

Le sommeil est le moment pendant lequel le corps se repose et se revitalise.

Mais si ce moment commence à prendre une tournure sombre, te laissant anxieux et effrayé, ces cauchemars fréquents pourraient bien être plus qu'une simple création de ton imagination. Ton cerveau est un compteur silencieux, et il utilise les rêves pour te transmettre des messages.

Les cauchemars peuvent être des signaux d'alarme, des indices que quelque chose ne va pas. Peut-être que ton corps essaie de te dire :

"Réveille-toi, il y a quelque chose à surveiller ici."

Où est le rapport avec le diabète, te dis-tu peut-être ?

Les cauchemars peuvent être liés à ton équilibre métabolique.

Les fluctuations de la glycémie peuvent perturber ton sommeil et influencer tes rêves.

Ton subconscient essaie peut-être de te dire :

"Prends soin de toi, surveille ta santé."

Si de façon persistante, tu te réveilles en sueur, le cœur battant, après un cauchemar, ne l'ignore pas, consulte un professionnel de la santé.

Signe numéro 8 : sensation de fourmillement et de brûlure aux pieds la nuit

Ressens-tu souvent des fourmillements et une sensation de brûlure aux pieds ?

C'est le signe à ne pas négliger.

Ces sensations nocturnes peuvent être liées à ton taux de sucre dans le sang.

Les études ont découvert que le diabète peut endommager les nerfs périphériques, c'est-à-dire les nerfs des mains et des pieds, provoquant ces sensations de fourmillement et de brûlure.

On parle dans ce cas de neuropathie diabétique.

De plus, les troubles circulatoires liés au diabète peuvent également jouer un rôle en perturbant l'irrigation sanguine et en entraînant ces sensations désagréables.

Si tu ressens fréquemment ces picotements et brûlures nocturnes, ne les ignore pas, prends soin de tes pieds, ces fidèles compagnons qui te portent à travers la vie.

Conseils pour réduire le risque de diabète

Maintenant que nous avons fini la liste de nos huit signes, voici quelques conseils pour réduire le risque de développer le diabète.

Maintiens un mode de vie sain en privilégiant une alimentation équilibrée et en pratiquant régulièrement une activité physique comme la marche, le vélo, la natation, etc.

Limite la consommation de sucre, contrôle ton poids en maintenant un IMC normal, et consulte régulièrement un professionnel de la santé pour des bilans de santé complets.

Le diabète de type 2 nécessite une hygiène de vie adaptée, incluant une activité physique, la gestion du stress et une alimentation équilibrée. Nous allons aller droit au but pour les plus.

Quoi conserver comme aliment en cas de diabète de type 2

Si nous reprenons l'assiette équilibrée, ce que vous allez conserver, ce sont les protéines apportées par la viande, le poisson, les œufs, ainsi que les légumes et les graisses (comme par exemple l'huile d'olive riche en polyphénols antioxydants, ainsi que le beurre…).

Souvenez-vous, le corps a deux principaux carburants :

« Les glucides et les corps cétoniques.

Les deux principaux carburants du corps (glucides, corps cétoniques)

Les glucides sont apportés par les hydrates de carbone, tandis que les graisses apportent des corps cétoniques, une autre source d'énergie que le corps peut utiliser.

Il est donc important d'avoir en tête ces deux carburants car cela va vous permettre de comprendre.

En tout cas, la graisse, contrairement aux hydrates de carbone, ne va pas élever votre glycémie. C'est donc le carburant idéal en cas de diabète de type 2.

Les protéines vont élever légèrement la glycémie tout comme certains légumes, mais extrêmement peu en comparaison aux hydrates de carbone.

Par exemple, lorsque vous consultez Ciqual pour chercher la composition des aliments, vous verrez que 100 g de carottes cuites représentent 2,6 g de glucides, tandis que 100 g de riz complet cuit contiennent 32,6 g de glucides, soit environ 12 fois plus de glucides.

Les hydrates de carbone comprennent le pain, les pâtes, les pommes de terre, le quinoa, le sarrasin, etc.

Réduire les hydrates de carbone

Si vous mangez du pain au petit-déjeuner, des pâtes pour le déjeuner, un petit gâteau pour l'encas de l'après-midi, et du riz pour le dîner, vous consommez des glucides tout au long de la journée, et c'est sur cela que nous devons travailler.

Il va falloir réduire considérablement votre apport en hydrates de carbone.

En contrepartie, vous allez augmenter la consommation de viande, poissons, crustacés, œufs, et légumes selon votre tolérance digestive.

En effet, vous pouvez aussi avoir un syndrome de l'intestin irritable en même temps que votre diabète ou une autre problématique digestive, il est donc important de consulter un nutritionniste pour un programme personnalisé.

Comment adapter la portion d'hydrates de carbone pour son diabète

Comment savoir quelle portion d'hydrates de carbone vous pouvez consommer pour votre diabète de type 2 ?

Cela diffère d'une personne à l'autre.

Voici une méthode en plusieurs étapes.

Premièrement, consommez 100 g de glucides chaque jour, répartis par exemple entre 100 g de riz cuit, 100 g de pâtes cuites, et 50 g de pain.

Faites cela pendant trois mois, puis vérifiez votre hémoglobine glyquée (ou HbA1c) qui évalue l'équilibre glycémique sur deux à trois mois.

Vous pouvez effectuer ce test via votre médecin ou avec un appareil que vous pouvez acheter.

Si votre HbA1c est en dessous de 5,6%, vous n'êtes plus diabétique.

Sinon, vous devez réduire encore votre apport en glucides à 50 g par jour, puis refaire le test après trois mois. Si le résultat est bon, continuez ainsi.

Si le résultat reste élevé, descendez à 20 g de glucides par jour, en suivant un régime strict en excluant les hydrates de carbone (pain, pâtes, riz, pommes de terre, lentilles, pois, etc.).

Ajouter des graisses pour les corps cétoniques

En réduisant les glucides, vous devez ajouter des graisses comme source d'énergie, mais privilégiez les bonnes graisses (huile d'olive, avocats, etc.) et non les graisses trans des plats préparés.

Après trois mois avec 20 g de glucides par jour, testez à nouveau votre HbA1c. Si le résultat est positif, continuez ainsi pour permettre à votre métabolisme de guérir.

Testez aussi votre insuline à jeun pour vérifier la capacité de votre pancréas à sécréter de l'insuline.

Réintroduction des hydrates de carbone

Si vous souhaitez réintroduire des hydrates de carbone, testez comment réagit votre glycémie après les repas.

L'alimentation parfaite est celle qui vous convient.

Diabète et problèmes cardiovasculaires

Le diabète est l'un des premiers facteurs de risque de problèmes cardiovasculaires comme les crises cardiaques ou les AVC, souvent avant un taux de cholestérol LDL élevé.

D'où l'importance de prendre en main votre diabète de type 2 sérieusement.

Exemple de recette pour une alimentation équilibrée.

Voici une recette simple et rapide que votre famille adorera :

Ingrédients :

- 400g de chou
- 1 oignon
- Huile végétale
- 3 gousses d'ail

- 7 champignons
  - 1 poivron
  - 3 tomates
- Oignons de printemps
  - Persil
  - 4 œufs
- 150g de crème fraîche
  - Poivre moulu
- 250g de yaourt
  - Aneth
  - 1/2 citron
  - Sel

Préparation :

1. Versez de l'eau bouillante sur le chou et les tomates.
2. Faites revenir l'oignon, l'ail, les champignons, et le poivron dans de l'huile végétale.
3. Ajoutez le chou et les tomates coupés.
4. Mélangez les œufs, la crème fraîche, le poivre et le sel, puis versez sur les légumes.
5. Cuire au four à 180 degrés pendant 35 minutes.
6. Mélangez le yaourt avec l'aneth, le citron et le sel pour une sauce d'accompagnement.

Bon appétit ! En plus de ses bienfaits pour la peau grâce à sa teneur en vitamine C, le chou est riche en fibres, ce qui aide à réguler la glycémie et à améliorer la digestion.

C'est également une source de vitamines K et B6, et il possède des propriétés anti-inflammatoires.

Cette recette est non seulement délicieuse mais aussi extrêmement bénéfique pour votre santé globale.

Et je vous donne des recettes pour vous faciliter la vie de tous les jours.

Les voici :

Recettes Santé pour Gérer et Prévenir le Diabète

Dans cette section, nous vous proposons quelques recettes délicieuses et équilibrées qui peuvent aider à maintenir une glycémie stable et à réduire le risque de diabète. Ces recettes sont faciles à préparer et utilisent des ingrédients sains qui favorisent un mode de vie équilibré.

Petit-Déjeuner : Smoothie Vert Énergisant

Ingrédients :

- 1 tasse de lait d'amande non sucré
- 1 tasse d'épinards frais
- 1/2 avocat
- 1/2 banane
- 1 cuillère à soupe de graines de chia
- 1 cuillère à soupe de beurre d'amande
- 1 cuillère à café de miel (facultatif)
- Glace (au besoin)

Instructions :

1. Dans un blender, ajoutez le lait d'amande, les épinards, l'avocat, la banane, les graines de chia et le beurre d'amande.

2. Mixez jusqu'à obtenir une consistance lisse.

3. Ajoutez de la glace si vous souhaitez un smoothie plus frais.

4. Goûtez et ajoutez le miel si vous préférez un smoothie plus sucré.

5. Servez immédiatement et savourez !

Déjeuner : Salade de Quinoa et Légumes Grillés

Ingrédients :

- 1 tasse de quinoa, cuit selon les instructions du paquet
- 1 poivron rouge, coupé en dés
- 1 courgette, coupée en rondelles
- 1 aubergine, coupée en dés
- 1/2 oignon rouge, tranché finement
- 2 cuillères à soupe d'huile d'olive
- 1 cuillère à café de cumin moulu
- Sel et poivre au goût
- 1/4 tasse de persil frais, haché
- Jus d'un citron

Instructions :

1. Préchauffez le four à 200°C (400°F).

2. Disposez les poivrons, la courgette, l'aubergine et l'oignon rouge sur une plaque de cuisson. Arrosez d'huile d'olive, saupoudrez de cumin, de sel et de poivre.

3. Faites rôtir les légumes au four pendant 25-30 minutes, jusqu'à ce qu'ils soient tendres et légèrement dorés.

4. Dans un grand bol, mélangez le quinoa cuit avec les légumes grillés.

5. Ajoutez le persil haché et le jus de citron. Mélangez bien.

6. Servez tiède ou froid.

Dîner : Poulet au Citron et aux Herbes avec Légumes Sautés

Ingrédients :

- 2 poitrines de poulet désossées et sans peau
- 2 cuillères à soupe de jus de citron frais
- 2 cuillères à soupe d'huile d'olive
- 1 cuillère à café de thym séché
- 1 cuillère à café de romarin séché
- Sel et poivre au goût
- 1 brocoli, coupé en fleurons
- 1 poivron jaune, coupé en lanières
- 1 carotte, coupée en julienne
- 1 gousse d'ail, hachée

Instructions :

1. Préchauffez le four à 200°C (400°F).

2. Dans un petit bol, mélangez le jus de citron, 1 cuillère à soupe d'huile d'olive, le thym, le romarin, le sel et le poivre.

3. Placez les poitrines de poulet dans un plat allant au four et badigeonnez-les avec le mélange au citron.

4. Faites cuire le poulet au four pendant 25-30 minutes, jusqu'à ce qu'il soit bien cuit.

5. Pendant ce temps, chauffez la cuillère à soupe d'huile d'olive restante dans une grande poêle à feu moyen.

6. Ajoutez l'ail et faites-le sauter pendant 1 minute.

7. Ajoutez les légumes (brocoli, poivron, carotte) et faites-les sauter jusqu'à ce qu'ils soient tendres mais encore croquants, environ 5-7 minutes.

8. Servez le poulet au citron avec les légumes sautés.

Snack : Boules Énergie aux Amandes et Cacao

Ingrédients :

- 1 tasse de dattes dénoyautées
- 1/2 tasse d'amandes
- 2 cuillères à soupe de poudre de cacao non sucré
- 1 cuillère à soupe de graines de chia
- 1 cuillère à café d'extrait de vanille
- 1 pincée de sel

Instructions :

1. Dans un robot culinaire, mélangez les dattes et les amandes jusqu'à ce qu'elles soient finement hachées.

2. Ajoutez la poudre de cacao, les graines de chia, l'extrait de vanille et le sel. Mixez jusqu'à obtenir une pâte homogène.

3. Prélevez des cuillerées de pâte et roulez-les en boules de la taille d'une bouchée.

4. Placez les boules énergie sur une plaque et réfrigérez pendant au moins 30 minutes avant de déguster.

5. Ces recettes saines et savoureuses vous aideront à maintenir une alimentation équilibrée tout en contrôlant votre glycémie.

6. Bon appétit et prenez soin de votre santé !

Plan Alimentaire Hebdomadaire pour la Gestion du Diabète.

Nous devons nous concentrer sur des aliments à faible indice glycémique et riches en fibres, protéines maigres et graisses saines. Ce plan propose des menus hebdomadaires variés, avec des recettes détaillées pour garantir que chaque journée ne dépasse pas la limite de 20 grammes de sucre ajouté.

Semaine 1

Jour 1

- **Petit-Déjeuner :** Smoothie Vert Énergisant
  - o 1 tasse de lait d'amande non sucré
  - o 1 tasse d'épinards frais
  - o 1/2 avocat
  - o 1/2 banane (12g de sucre naturel)
  - o 1 cuillère à soupe de graines de chia
  - o 1 cuillère à soupe de beurre d'amande
  - o Glace (au besoin)

18

- **Déjeuner :** Salade de Quinoa et Légumes Grillés
  - 1 tasse de quinoa, cuit selon les instructions du paquet
    - 1 poivron rouge, coupé en dés
    - 1 courgette, coupée en rondelles
    - 1 aubergine, coupée en dés
    - 1/2 oignon rouge, tranché finement
    - 2 cuillères à soupe d'huile d'olive
    - 1 cuillère à café de cumin moulu
    - Sel et poivre au goût
    - 1/4 tasse de persil frais, haché
    - Jus d'un citron
- **Dîner :** Poulet au Citron et aux Herbes avec Légumes Sautés
  - 2 poitrines de poulet désossées et sans peau
  - 2 cuillères à soupe de jus de citron frais
    - 2 cuillères à soupe d'huile d'olive
    - 1 cuillère à café de thym séché
    - 1 cuillère à café de romarin séché
    - Sel et poivre au goût
    - 1 brocoli, coupé en fleurons
    - 1 poivron jaune, coupé en lanières
    - 1 carotte, coupée en julienne
    - 1 gousse d'ail, hachée
- **Snack :** Boules Énergie aux Amandes et Cacao

- 1 tasse de dattes dénoyautées (16g de sucre naturel pour 2 boules)

- 1/2 tasse d'amandes

- 2 cuillères à soupe de poudre de cacao non sucré

- 1 cuillère à soupe de graines de chia

- 1 cuillère à café d'extrait de vanille

- 1 pincée de sel

Jour 2

- **Petit-Déjeuner :** Yaourt Grec avec Baies et Noix

  - 1 tasse de yaourt grec nature (4g de sucre)

  - 1/2 tasse de myrtilles (7g de sucre naturel)

  - 1/2 tasse de framboises (2g de sucre naturel)

  - 1/4 tasse d'amandes

  - 1 cuillère à soupe de graines de lin

- **Déjeuner :** Soupe de Lentilles et Épinards

  - 1 tasse de lentilles, cuites

  - 2 tasses d'épinards frais

  - 2 carottes, coupées en dés

  - 2 branches de céleri, coupées en dés

  - 1 oignon, coupé en dés

  - 2 gousses d'ail, hachées

  - 4 tasses de bouillon de légumes

- **Dîner :** Saumon Grillé avec Asperges et Riz Brun

  - 2 filets de saumon

- o   1 botte d'asperges

- o   1 tasse de riz brun, cuit

- o   2 cuillères à soupe d'huile d'olive

- o   Jus d'un citron

- o   1 cuillère à soupe d'aneth frais, haché

- **Snack :** Tranches de Concombre avec Houmous

  - o   1 concombre, tranché

  - o   1/2 tasse de houmous maison

Jour 3

- **Petit-Déjeuner :** Omelette aux Épinards et Champignons

  - o   3 œufs

  - o   1 tasse d'épinards frais

  - o   1/2 tasse de champignons tranchés

  - o   1/4 oignon, haché

  - o   1/4 tasse de fromage feta

- **Déjeuner :** Wrap de Poulet et Avocat

  - o   1 tortilla de blé complet

  - o   1 poitrine de poulet grillée, tranchée

  - o   1/2 avocat, tranché

  - o   1 tasse de laitue

  - o   1 tomate, tranchée

  - o   2 cuillères à soupe de sauce yaourt (yaourt grec, jus de citron, herbes)

- **Dîner :** Chili de Haricots Noirs et Patates Douces

- o   1 tasse de haricots noirs, cuits
- o   1 patate douce, coupée en dés (5g de sucre naturel)
- o   1 boîte de tomates en dés
- o   1 oignon, haché
- o   2 gousses d'ail, hachées
- o   1 cuillère à soupe d'épices chili

- **Snack :** Mélange de Noix et Fruits Secs
  - o   1/4 tasse d'amandes
  - o   1/4 tasse de noix de cajou
  - o   1/4 tasse d'abricots secs (6g de sucre pour 1/4 tasse)
  - o   1/4 tasse de graines de tournesol

Jour 4

- **Petit-Déjeuner :** Porridge d'Avoine aux Fruits Rouges
  - o   1/2 tasse de flocons d'avoine
  - o   1 tasse de lait d'amande
  - o   1/2 tasse de framboises (2g de sucre naturel)
  - o   1/2 tasse de myrtilles (7g de sucre naturel)
  - o   1/4 tasse de noix hachées

- **Déjeuner :** Salade de Pois Chiches et Légumes Frais
  - o   1 tasse de pois chiches, cuits
  - o   1 concombre, coupé en dés
  - o   1 tomate, coupée en dés

- o 1 poivron, coupé en dés
- o 1/2 oignon rouge, haché
- o Vinaigrette au citron (jus de citron, huile d'olive, sel, poivre)
- **Dîner :** Tofu Stir-Fry aux Légumes
  - o 1 bloc de tofu, coupé en dés
  - o 1 tête de brocoli, coupée en fleurons
  - o 2 carottes, coupées en julienne
  - o 1 poivron, tranché
  - o 2 cuillères à soupe de sauce soja réduite en sodium
  - o 1 cuillère à café de gingembre frais, râpé
- **Snack :** Pomme Tranchée avec Beurre de Noix
  - o 1 pomme, tranchée (10g de sucre naturel)
  - o 2 cuillères à soupe de beurre d'amande

Jour 5

- **Petit-Déjeuner :** Smoothie aux Baies et Avoine
  - o 1 tasse de lait d'amande
  - o 1/2 tasse de fraises (4g de sucre naturel)
  - o 1/2 tasse de myrtilles (7g de sucre naturel)
  - o 1/4 tasse de flocons d'avoine
  - o 1 cuillère à soupe de graines de chia
- **Déjeuner :** Sandwich à la Dinde et aux Légumes
  - o 2 tranches de pain complet
  - o 100g de dinde tranchée

- o   1 feuille de laitue
- o   1 tomate, tranchée
- o   1/2 avocat, tranché
- o   Moutarde au goût
- **Dîner :** Curry de Légumes et Pois Chiches
  - o   1 tasse de pois chiches, cuits
  - o   2 carottes, coupées en dés
  - o   2 tasses d'épinards frais
  - o   1 tasse de lait de coco léger
  - o   1 cuillère à soupe de curry en poudre
- **Snack :** Yaourt Grec avec Graines de Chia
  - o   1 tasse de yaourt grec (4g de sucre naturel)
  - o   1 cuillère à soupe de graines de chia
  - o   1 pincée de cannelle

Jour 6

- **Petit-Déjeuner :** Pain Complet avec Avocat et Œufs Pochés
  - o   2 tranches de pain complet
  - o   1 avocat, écrasé
  - o   2 œufs pochés
  - o   1 cuillère à soupe de graines de sésame
- **Déjeuner :** Soupe de Tomate et Basilic
  - o   4 tomates, coupées en dés
  - o   1 tasse de basilic frais, haché
  - o   1 oignon, haché

- o 2 gousses d'ail, hachées
- o 4 tasses de bouillon de légumes
- **Dîner :** Filet de Morue avec Haricots Verts et Quinoa
  - o 2 filets de morue
  - o 2 tasses de haricots verts, cuits à la vapeur
  - o 1 tasse de quinoa, cuit
  - o Jus d'un citron
  - o Herbes de votre choix
- **Snack :** Carottes et Céleri avec Houmous
  - o 2 carottes, coupées en bâtonnets
  - o 2 branches de céleri, coupées en bâtonnets
  - o 1/2 tasse de houmous maison

Jour 7

- **Petit-Déjeuner :** Smoothie Protéiné au Chocolat
  - o 1 tasse de lait d'amande
  - o 1 scoop de protéine de chocolat (sans sucre ajouté)
  - o 1 banane (12g de sucre naturel)
  - o 1 tasse d'épinards frais
- **Déjeuner :** Salade de Thon et Haricots Blancs
  - o 1 boîte de thon, égoutté
  - o 1 tasse de haricots blancs, cuits
  - o 1/2 oignon rouge, haché
  - o 1/4 tasse de persil frais, haché

- o Vinaigrette au citron (jus de citron, huile d'olive, sel, poivre)

- **Dîner :** Poulet au Four avec Légumes Rôtis

  - o 2 poitrines de poulet

  - o 2 patates douces, coupées en dés (5g de sucre naturel)

  - o 3 carottes, coupées en rondelles

  - o 1 oignon, coupé en quartiers

  - o 2 cuillères à soupe d'huile d'olive

  - o 1 cuillère à soupe de romarin

- **Snack :** Petits Pois à la Menthe

  - o 1 tasse de petits pois, cuits

  - o 1 cuillère à soupe de menthe fraîche, hachée

  - o 1 cuillère à soupe d'huile d'olive

Variations pour 3 Mois

Pour une période de trois mois, il est important de varier les ingrédients tout en maintenant une structure similaire. Voici quelques suggestions pour les variations :

- **Petit-déjeuner :** Alternez les fruits et légumes dans les smoothies. Par exemple, essayez des smoothies à base de baies, de mangue ou de légumes verts différents.

- **Déjeuner :** Changez les légumes et les protéines. Essayez des salades avec du tofu, du saumon, du poulet, ou des légumineuses différentes comme les haricots noirs ou les lentilles.

- **Dîner :** Alternez entre les poissons (saumon, morue, tilapia), les viandes maigres (dinde, poulet), et les options végétariennes (tofu, Tempeh).

- **Snacks :** Variez les fruits frais, les légumes avec différentes trempettes (houmous, Tzatziki), et les mélanges de noix et graines.

Suivi de la Glycémie et Ajustements

Il est essentiel de surveiller régulièrement votre glycémie pour ajuster les portions et les ingrédients en fonction de vos besoins spécifiques. Travaillez en étroite collaboration avec votre professionnel de santé pour adapter ce plan à vos besoins individuels.

Bon appétit et prenez soin de votre santé !

Et toujours consulter un professionnel.

Tables des Matières.

Gérer le diabète de type 2 implique plusieurs aspects cruciaux de la vie quotidienne. Voici un guide détaillé pour mieux comprendre et contrôler cette condition :

1. Comprendre le diabète de type 2

Le diabète de type 2 survient lorsque votre corps devient résistant à l'insuline ou lorsque votre pancréas ne produit pas suffisamment d'insuline. Cela conduit à des niveaux élevés de glucose dans le sang, pouvant entraîner divers problèmes de santé à long terme.

2. Signes et symptômes nocturnes

Certains symptômes du diabète peuvent devenir plus évidents ou se manifester principalement pendant la nuit, incluant :

- **Sueurs nocturnes** dues à des variations de la glycémie pendant le sommeil.

- **Polyurie nocturne** (besoin fréquent d'uriner).

- **Syndrome des jambes sans repos**, potentiellement lié à des troubles nerveux causés par des glycémies élevées.

- **Fringales nocturnes**, qui peuvent indiquer des baisses de glycémie.

3. Gestion quotidienne

- **Surveillance de la glycémie** : Utilisez un glucomètre pour suivre vos niveaux de glucose et ajustez votre alimentation, votre activité physique, et votre médication en conséquence.

- **Alimentation équilibrée** : Privilégiez une alimentation riche en fibres (légumes, fruits entiers, grains entiers) et faible en glucides transformés. Intégrez des protéines maigres et des graisses saines.

- **Activité physique régulière** : L'exercice aide à contrôler le niveau de sucre dans le sang, à maintenir un poids corporel sain, et à améliorer la sensibilité à l'insuline.

4. Traitement médical

- **Médicaments** : De nombreux diabétiques de type 2 nécessitent des médicaments pour aider à réguler leur glycémie. Metformine et les injections d'insuline sont des exemples courants.

- **Consultations régulières** : Un suivi médical régulier est essentiel pour ajuster le traitement et prévenir les complications.

5. Prévention des complications

Le diabète non contrôlé peut conduire à de graves complications comme des maladies cardiovasculaires, des lésions nerveuses, des problèmes rénaux, des troubles de la vue, et des problèmes de pied diabétique. Une bonne gestion peut réduire ces risques.

6. Support et éducation

- **Groupes de soutien** : Rencontrer d'autres personnes confrontées au diabète peut fournir un soutien émotionnel et des conseils pratiques.

- **Éducation diabétique** : Apprendre davantage sur la maladie peut aider à mieux la gérer. Beaucoup d'hôpitaux et de cliniques offrent des cours sur le diabète.

7. Exemples de recettes saines

Inclure dans votre alimentation des recettes faibles en glucides mais riches en nutriments peut aussi jouer un rôle clé dans la gestion du diabète. Par exemple, privilégiez des plats comprenant des légumes, des protéines maigres et des graisses saines, tout en évitant les excès de sucres et de farines raffinées.

Conclusion

La gestion efficace du diabète de type 2 requiert une combinaison d'approches personnalisées et proactives, incluant une surveillance rigoureuse de la glycémie, une alimentation équilibrée, une activité physique régulière, et un suivi médical adapté.

Reconnaître et répondre rapidement aux signes nocturnes peut aider à prévenir les complications sérieuses associées à cette maladie.

En intégrant ces pratiques dans votre quotidien, vous pouvez non seulement améliorer votre santé et votre bien-être, mais également réduire significativement les risques de complications à long terme.

Il est essentiel de rester informé, soutenu et engagé dans la lutte contre le diabète, un effort qui, bien que parfois difficile, peut grandement améliorer la qualité de vie.

Voici des sources pour suivre l'évolution des recherches.

L'Institut de recherche sur le diabète :
(https://diabetesresearch.org/)

Est à la pointe du monde dans la recherche sur le diabète axée sur la guérison. En tant que l'un des centres de recherche les plus importants et les plus complets dédiés à la guérison du diabète, le DRI travaille activement au développement d'un remède biologique contre le diabète en rétablissant la production naturelle d'insuline et en normalisant la glycémie sans imposer d'autres risques.

Depuis sa création, le DRI a apporté d'importantes contributions au domaine du diabète, en étant le pionnier de nombreuses techniques utilisées dans les centres du diabète du monde entier.

Recherche sur le diabète axée sur les remèdes

Le Diabetes Research Institute abrite des équipes de scientifiques, d'ingénieurs et de cliniciens possédant l'expertise nécessaire pour lutter contre le diabète sous de nombreux angles. Cette intégration de la médecine et de la technologie est à l'origine de la vision derrière la stratégie DRI, une approche globale et multidisciplinaire pour guérir le diabète. La stratégie s'appuie sur des décennies de recherche axée sur la guérison et aborde les principaux défis qui font obstacle à une guérison biologique.

Si vous avez appris des choses, merci de vous abonner.

Conseils Santé Plus.

Créer by ; ALB

www.ingramcontent.com/pod-product-compliance
Lightning Source LLC
Chambersburg PA
CBHW042039230526
45474CB00005B/28